"十三五"国家重点研发计划项目

紧急医学救援装备图册

主 编 王运斗 高树田

科学出版社

北 京

内 容 简 介

本书为"十三五"国家重点研发计划项目"突发事件紧急医学救援保障成套化装备关键技术研究与应用示范"研究成果之一。主要介绍了配套化现场急救器材和装备、系列背负组合式医疗单元、可空投式帐篷式医疗系统及关键急救与血/氧保障装备、车载式野外数字化手术系统、系列伤员搬运工具与生命支持转运装备等研究目标与技术创新,单件装备的主要用途、技术性能。

本书可供各级紧急医学救援队伍等部门的相关人员在装备使用、配置和采购时参考。

图书在版编目(CIP)数据

紧急医学救援装备图册 / 王运斗,高树田主编. —北京:科学出版社,2021.5
ISBN 978-7-03-068655-8

Ⅰ. ①紧… Ⅱ. ①王… ②高… Ⅲ. ①急救医疗—医疗器械—图集 Ⅳ. ① R197.1-64 ② TH77-64

中国版本图书馆 CIP 数据核字(2021)第 073308 号

责任编辑:李 玫 / 责任校对:张 娟
责任印制:赵 博 / 封面设计:龙 岩

版权所有,违者必究,未经本社许可,数字图书馆不得使用

科 学 出 版 社 出版
北京东黄城根北街 16 号
邮政编码:100717
http://www.sciencep.com

三河市春园印刷有限公司 印刷

科学出版社发行 各地新华书店经销

*

2021 年 5 月第 一 版　开本:720×1000　1/16
2021 年 5 月第一次印刷　印张:4 1/2
字数:76 000

定价:59.00 元
(如有印装质量问题,我社负责调换)

编著者名单

总主编 孙景工

主　编 王运斗　高树田

编著者（以姓氏笔画为序）

马　军　王兴永　邓　橙　石梅生
田　涛　朱孟府　伍瑞昌　刘圣军
孙建军　孙秋明　苏　琛　李　抄
李　钒　杨　健　余　明　宋振兴
张　广　张彦军　陈　平　陈　恩
陈　锋　赵　欣　赵秀国　袁　晶
陶学强　韩俊淑　舒　展　谭树林

前　言

当前，各类突发事件和非传统安全威胁对人类的健康、生活、经济和社会稳定所产生的影响越来越大，并将在今后相当长的一段时期内愈演愈烈。为此，紧急医学救援装备发展引起了国际社会的高度重视，美国、日本等发达国家都不同程度地加大了紧急医学救援装备的建设和投入力度，以此提升突发事件紧急医学救援能力，维护本国社会稳定，保护人员健康，展示国际形象。我国紧急医学救援发展起步较晚，但又是灾害事故多发国家，尤其是近年来频繁发生的矿难等生产事故，地震灾害、洪涝灾害、冰冻灾害、火灾、禽流感等各类灾害，加上恐怖活动等非传统安全危害的威胁，已经引起国家高度重视。

作为突发事件紧急医学救援的重要物质基础，紧急医学救援装备是各类各级救援力量实施紧急医学保障所使用的医用器械、仪器、设备、卫生运输工具及相关装备等的总称，是现代紧急医学救援、疾病防控、公共卫生和健康体系中最为重要的基础装备，关乎生命，关乎民生，已成为维护国家安全和维护民众健康的重要依托。

近年来，我国虽然已逐步加大该领域的科技投入，在诸多环节取得了可喜进步，但与以美国为代表的发达国家相比，我国这方面起步较晚，尚未形成系列化、系统化、链条化的装备、应用与标准体系。按国家紧急医学救援任务需求，我国紧急医学救援装备还存在很大差距。

为此，我们依托"十三五"公共安全风险防控与应急技术装备专项下设的国家重点研发计划项目"突发事件紧急医学救援保障成套化装备关键技术研究与应用示范"，通过大量调研，结合相关文献分析，编撰了《紧急医学救援装备图册》《紧急医学救援装备培训手册》《紧急医学救援装备运用手册》三本手册，旨在为我国各级紧急医学救援队伍在装备研发、采购、编配、使用、训练等方面提供参考。

本书在编撰过程中得到了应急医学救援领域相关领导和专家的鼎力支持和关怀，也得到了项目各课题组相关科研人员的大力支持，并引用了同行文献，在此一并致谢。

由于编者水平有限，书中观点可能有失偏颇，内容难免挂一漏万，恳请读者雅正！

编　者

2021 年 1 月

目 录

第一章　绪论 ··· 1
第一节　紧急医学救援特点与装备需求·· 1
第二节　紧急医学救援装备发展战略思考·· 3
第三节　项目研究背景··· 5
第四节　装备构成·· 6

第二章　配套化现场急救器材和装备·· 8
第一节　研究目标与技术创新··· 8
第二节　装备介绍·· 9

第三章　系列背负组合式医疗单元·· 14
第一节　研究目标与技术创新··· 14
第二节　装备介绍··· 15

第四章　可空投式帐篷式医疗系统及关键急救与血/氧保障装备········ 20
第一节　研究目标与技术创新··· 20
第二节　装备介绍··· 21

第五章　车载式野外数字化手术系统··· 37
第一节　研究目标与技术创新··· 37
第二节　装备介绍··· 38

第六章　系列伤员搬运工具与生命支持转运装备·························· 43
第一节　研究目标与技术创新··· 43
第二节　装备介绍··· 44

第七章　国家各类紧急医学救援队装备目录································· 49

参考文献·· 64

第一章

绪　　论

紧急医学救援装备是各类各级救援力量实施紧急医学保障所使用的医用器械、仪器、设备、卫生运输工具及相关装备的总称，主要用于战争、突发事件、重大灾害等发生时或平时院前急诊、急救过程中伤员的现场急救与紧急救治、连续救治、立体运送、野外医院早期救治及部分专科救治、后期康复、卫生防疫、"三防"医学救援和模拟训练等，是现代紧急医学救援、疾病防控、公共卫生和健康体系中最为重要的基础装备，关乎生命，关乎民生。

第一节　紧急医学救援特点与装备需求

紧急医学救援有其自身的特点和规律，装备需求提高，主要表现为以下几个方面。

一、适应多种保障需求

紧急医学救援保障所面临的核心问题，也是各种灾害、恐怖事件等所面临的，这些问题难以预测和预警，可防布控的可能性有限。以地震为例，地震发生十分突然，目前人类还不能完全掌握地震发生的规律，无法做出十分准确的预报。据地震专家介绍，国内外虽已大体了解了地壳表面10km以内结构的动态变化，但地震时的地壳结构变化多发生在地表以下15～20km或更深的位置，因此无法预测。在这种情况下，卫勤保障必须在平时做好全面准备，科学筹划，尤其是制订各类保障预案，做到一种预案可针对多种危险的发生、一种危险有多种保障预案。以此为基础，使紧急医学救援装备针对不同预案进行模块组合，定人、定车、定装、定位，人装结合，合理编组，平时处于预置状态，并进行常态化培训，战时快速拉动，快速保障，以适应多种保障需求。

二、适应多种伤病现场救治需求

非传统安全危害（实际危害和潜在危害）丝毫不逊于战争造成的危害：一是突发事件的种类多、不确定因素多，受害群体缺少预先准备，缺乏防范意识，且自我生存能力欠缺，因而造成的人员伤亡相对较大；二是多数危害尤其是自然灾害和核化生恐怖事件等对环境的损害极大，交通损毁严重，如 7 级以上强烈地震，震中附近会出现严重的建筑物倒塌，大批救援人员和大型紧急医学救援装备难以快速到达现场。为此，紧急医学保障的任务性质发生了变化，紧急医学保障机构不仅是保障队，也是战斗队，承担双重任务。现场救护人员应以 8～10 人或 4～5 人小分队的形式在第一时间到达现场，所携带的急救装备应体小质轻、便于携带、对环境依赖性小，功能应满足伤员搜寻、指挥通信及包扎、止血、固定、通气、搬运、基本生命支持的技术要求，进行基本的生命损伤控制，以箱囊等为载体，解决大型装备无法到达现场的问题。

三、适应危重伤员连续救治需求

由于预测预防难度大，因此与战伤相比，灾害、恐怖活动等引发的伤情可能更加严重，且有自身特点。例如核化生爆等恐怖活动所引发的伤情中严重爆炸伤、大面积烧伤、复合伤和多发伤居多；地震引发的伤情中，被倒塌体及各种设备砸击、挤压造成的机械性外伤占 95%～98%。各类损伤中骨折占第一位，软组织损伤占第二位，挤压综合征占第三位。四肢伤约占人体受伤各部位的 50%，且常伴有周围血管和神经损伤，腹部损伤的发生率较低。骨盆损伤多伴有泌尿系损伤和挤压综合征，伤情非常严重。因此，在现场急救时，当生命损伤得到基本控制后，后续的救治仍相当关键，紧急医学保障必须连续，形成现场、院前、院内等环环相扣的"无缝隙"救治链。集生命支持 - 监护 - 治疗等功能于一体的集成化紧急医学救援装备可实现现场伤情控制、伤员运送和途中连续救治，如移动式生命支持系统。

四、适应收容伤员早期救治需求

各类突发事件发生时，多数情况下现场基本医疗机构和设施受损，无法开展早期治疗，必须就地展开野外医院，以实现现场救治、途中连续救治和早期救治的连续保障。由于地理环境复杂，野外医院展开部署难度较大，野外医院应在最短时间内快速展开和收容部分伤员，以达到定点保障的目的。根据 5•12 汶川地震和国外类似灾害的救援情况看，以帐篷为载体的野外医院和以方舱及车辆为载体的野外医院是主要发展方向，与战争中使用的野外医院比较，紧急医学救援行动中开设的野外医院增加了普通外科、骨科、妇科、儿科、心理、信息采集传输等科室，在功能上更加完善。

五、适应大量伤员快速运送需求

各类突发事件发生突然，且多数发生在人员密集地区，短时间内伤员人数剧增，仅靠现场救治、途中救治和野外医院救治三个环节难以达到救治目的。野外医院的伤员收容量有限，经过以上三个环节救治后伤情稳定的轻伤员和危重伤员应运送至固定医院治疗，这就需要为伤员的快速运送提供保障。利用陆上、海上和空中的各类伤员运送设备进行立体运送，如普通救护车、全履带式装甲救护车、大容量救护客车、急救车、卫生飞机、空中医院、救护直升机、卫生运输船、救护艇等。

六、适应灾前灾后疫情防控需求

各类突发事件发生后，通常会使环境恶化，包括核化生污染及水污染、传染病流行等次生灾害，防疫防护任务非常繁重。由于突发事件对人员心理和生理等都将造成一定的伤害，使受难人员的抵抗力下降，易患上疾病或受到污染，伤病并存。要做到防控结合，既要重视疫情发生前的"防"，还要注重疫情发生后或发生时的"控"；充分发挥军队预防医学的"防疫尖兵"作用，充分利用各种疾控力量，最大限度地利用资源；做到整体保障、点面结合，既要重视疫情发生地的疫情防控，也要对可能发生疫情的区域进行预先防控，未雨绸缪。这就要求紧急医学救援装备要能遂行保障，形成疾控装备体系，装备应适应防护防疫装备品种、规格多的态势，利用综合集成技术对功能装备进行优化整合，达到快侦、快检、快救、快治的目的。

第二节　紧急医学救援装备发展战略思考

为有效提升紧急医学救援装备保障能力，我国紧急医学救援装备的发展应以国家科技创新和中长期发展战略为指导，以紧急医学救援任务需求为牵引，以技术创新为基础，以能力建设为核心，以关键技术研究带动装备研发和能力平台建设，走高起点、跨越式发展的道路；坚持自主创新、集成配套、军地兼容、模块组合；坚持整体筹划、突出重点、技术先进、实用可靠；坚持产学研一体化，需求、技术、装备相结合，形成核心竞争力。

通过多措并举，协调创新，我国紧急医学救援装备的发展必须力争实现

"3-4-5"发展目标，即大力构建三类模块，着力打造四项工程，全面形成五种优势。

一、大力构建三类模块

三类模块主要包括保障反核生化恐怖袭击的装备模块、保障各种灾害医学救援的装备模块和保障涉外行动装备模块。保障反核生化恐怖袭击的装备模块主要包括完善现有的"三防"医学救援装备模块和构建疾病控制装备模块；保障各种灾害医学救援的装备模块的核心是"现场救治"和"立体运送"；保障涉外行动装备模块主要满足涉外人道主义卫生应急保障基本需求，核心思想是建制性保障与支援性保障相结合。

二、着力打造四项工程

四项工程主要包括升级改造工程、补缺配套工程、信息集成工程和健康促进工程。

1. 升级改造工程　主要是根据现有装备存在的问题与不足，在性能上完善机械化、提升信息化，增强装备可靠性、可操作性和实用性等；在保障效能上拓宽功能，一物多用，一装多能，尤其要加强核化生污染等特殊环境下装备作业能力。

2. 补缺配套工程　主要是进行大系统优化和单系列优化。大系统方面应加大模块化、组合化的研究力度，着重集成完善；单系列方面应重点推进快速火线现场救治装备、快速抢运装备、"三防"医学救援装备的系列化。

3. 信息集成工程　主要是对紧急医学救援装备信息化建设进行统筹规划，顶层设计，进行卫勤作业、信息化系统、网络化部署等相关软硬件研究，实施紧急医学救援装备"建网""上网""建库"工程，为信息化建设提供基础平台；加强紧急医学救援装备信息化升级改造，大力提升紧急医学救援装备信息化水平和智能化水平。

4. 健康促进工程　主要是从心理应激、训练和康复的角度，发展相关应急医学救援装备，如心理干预装备、救护/航空/特殊环境适应训练装备、睡眠辅助器材、康复运动器材等。

三、全面形成五种优势

通过大力构建三类模块，着力打造四项工程，目标是最终全面形成救援系统网络信息化、抢运急救装备即时化、伤员后送装备立体化、"三防"医学救援装备系列化和卫生应急保障平台多样化五种优势。

1. 救援系统网络信息化　大力发展医疗通信系统装备、应急医学作业指挥装备、数字化野外医疗机构及远程医疗通信系统、各种信息化装备，努力形成卫生应急保障系统、卫勤指挥系统、医疗作业系统及单件应急医学救援装备纵横连通的信息化卫生应急保障网络。

2. 抢运急救装备即时化　大力发展适应批量伤员现场急救需求和"大急救"理念的系列急救器材，如头部多发伤多功能包扎头罩、胸腹多发伤急救包等。将新研究系列急救器材与现有所需的相关急救用品集成配套，形成系列携行装具，实现快速拉动、快速保障、现场救治。

3. 伤员后送装备立体化　大力发展陆海空联合立体医疗后送装备，重点发展卫生列车、空中医院等战略后送保障系统。

4. "三防"医学救援装备系列化　开展现场"三防"医学救援装备及关键技术研究，如便携式报警仪、现场侦检仪、伤员洗消系统、兽医卫检箱组、现场指挥车等。进行"三防"医学救援装备综合集成研究，将现有的器材、装备，按功能进行模块化组合，综合集成，优化配置，整体拉动，做到"快侦、快检、快救、快送"。

5. 卫生应急保障平台多样化　根据构建三类模块的任务需求，以军民兼容为原则，采取救援组织、人员和装备模块化的方式，根据不同的任务类型、规模、环境需要，形成适应不同任务需求的应急医学救援装备编配标准，用不同的模块组成不同功能的配套装备。

在全面了解紧急医学救援装备发展需求的基础上，科学制定并实施我国紧急医学救援装备发展战略规划，必将实现我国紧急医学救援装备的"3-4-5"发展目标，显著提升我国的紧急医学救援能力。

第三节　项目研究背景

当前，各类突发事件和非传统安全威胁对人类的健康、生活及经济和社会稳定产生的影响越来越大，为此，紧急医学救援装备发展引起了国际社会的高度重视，欧美、日本等发达国家都在国家和军队层面不同程度地加大了紧急医学救援装备建设投入，以此提升突发事件医学救援能力，维护国家社会稳定，保护人员健康，展示国际形象。

近年来，我国虽然逐步加大了该领域的科技投入，在诸多环节取得了可喜进步，但与以美国为代表的发达国家相比，我国在这些方面起步较晚，尚未形成系列化、系统化、链条化的装备、应用与标准体系。按国家紧急医学救援任务需求及新时期军队多样化卫勤任务的需求，我国紧急医学救援装备还存在很大差距。

1. 体系不健全，缺乏系统性　缺乏顶层设计和总体论证，需求模糊，盲目设计和开发，同类产品多，造成不良竞争，国外产品趁机打入中国市场。

2. 关键技术发展滞后　我国紧急医学救援装备在关键技术和关键部件方面不仅落后于欧美等发达国家，也受到印度、巴西等新兴经济体的挑战，缺乏关键技术自主知识产权。

3. 研发力量分散　军地及科技企业对接不够，技术壁垒严重，低水平重复研究，难以形成优势。

4. 缺乏系统集成　单个装备零散分散，集成度差，模块性不强，缺乏快速反应能力，不能形成保障力，具有典型的"木桶效应"，急需综合集成。

5. 生产品种单一　国内生产厂家相关产品结构单一，缺乏市场竞争力。

6. 能力建设平台不足　需求不明，部分技术因此处于实验室阶段。检验检测平台能力不足，缺乏国家统一评价检测标准和平台，致使产品在国内外市场少有人问津。

为了解紧急医学救援的特点与装备需求及我国紧急医学救援装备发展现状与不足，立足实际，着眼未来，应科学制定符合我国国情的紧急医学救援装备发展战略规划，系统开展成套化装备研究与应用示范，全面提升综合保障能力，带动产业发展。国家科技部 2017 年专门设立"突发事件紧急医学救援保障成套化装备关键技术与应用示范"国家重点研发计划项目，目标是针对我国紧急医学救援特点，构建由现场急救、小分队支援、空投（运）部署、机动应急手术、搬运与连续生命支持构成的"4 环 1 链"装备链条，突破关键技术，研发成套化新产品，并开展应用示范，实现"顶层引领、技术突破、装备实用、系列配套、自主品牌、产业升级"，实现我国紧急医学救援装备的体系完善、标准配套、装备成套、运用科学，切实提升我国紧急医学救援能力，引领相关产业升级，提升国际市场竞争力，推动我国相关装备向国际先进行列发展。

第四节　装备构成

根据项目研究任务书的考核指标最终形成的装备成果，主要包括 5 种现场急救新产品、5 种背负式医疗单元、1 套可空投（运）式帐篷式医疗系统、1 套车载式野外数字化手术系统和 5 种伤员搬运工具及便携式通用生命支持系统。

1. 针对现场急救环节　解决体征快速提取、呼吸与循环支持难题，研发多体征提取仪、多模态呼吸器、智能型止血带、心肺复苏辅助器、胸骨髓腔注射器 5 种新产品。

2. 针对小分队小群多路现场急救和紧急救治环节 解决大型装备难以到达现场问题,研发综合急救（常规、热区、高原寒区）、紧急手术、检验 5 种背负式新产品。

3. 针对空投（运）快速部署环节 解决模块集成化、空投化、信息化和手术洁净度等关键技术,研发 1 套含空投式医疗帐篷与医疗箱组及分类、手术、急救、收治、影像、检验、储（运）血、制供氧、信息、保障 12 个模块的可空投（运）帐篷式医疗系统。

4. 针对轮式机动手术环节 解决野外手术室扩展及洁净度控制、手术信息融合、磁共振与 DR 车载化及防护等关键技术,研发数字化手术车、磁共振诊断车和医技保障车 3 种新产品。

5. 针对伤员搬运及连续救治链条 解决伤员快速后送和途中"无缝"救治问题,研发多功能旋转折叠担架及配套装置、多段折叠铲式、背负式和骨折固定式担架及便携式通用生命支持系统 5 种新产品。

第二章

配套化现场急救器材和装备

第一节　研究目标与技术创新

一、研究目标

针对我国紧急医学救援装备需求，构建现场急救与连续生命支持装备链条和成套化装备体系，构建装备运用体系。突破创新体征传感、伤情辨识及装备微型化、模块化、集成化、信息化等关键技术和产品生产工艺瓶颈，研发相对应的系列国产化产品，包括体征快速提取仪、多模态呼吸器、智能止血带、心肺复苏辅助器、胸骨髓腔注射器 5 种现场急救新产品。通过模块化方案论证、综合效能评估认证和示范应用，达到实用化水平，切实提升我国医学救援能力，引领相关产业升级。

二、技术创新

1. 创新点 1　在国内首次提出利用多源信息融合技术、模式识别和模糊逻辑技术实现危重伤情的快速提取辨识、机械通气的多模态自适应优化调节及心肺复苏的智能引导，将多维传感、智能辨识、最优规划理论与急救策略结合应用于伤情快速诊断、通气支持和心肺复苏，结合大数据和人工智能为医学救援人员提供更为全面、准确的待救人员动态伤、病情信息，以及最优急救策略参考，实施高效率的检伤和救治。

2. 创新点 2　在国内率先发展胸骨髓腔注射关键技术与装备，针对紧急医学救援现场条件，结合临床试验数据，利用高流量胸骨髓腔注射手段，快速建立失血性休克患者输液通道，结合高压输液、注射深度适配技术在救治过程中实现穿刺阻力感知、提高药液流量、减少患者痛苦，为救援人员提供简便易学、稳定实用、高效快捷的骨髓腔注射方法，提高重症患者的抢救成功率。

3. 创新点3　在国内创新开展智能型止血压力动态感知、智能止血技术与装备研究，以微机电技术、无线传感技术、生物组织建模与仿真技术为基础，攻克低功耗止血压力智能感知技术，有效避免止血带失效，减少因止血压力不当造成的组织坏死。

第二节　装备介绍

一、体征快速提取仪

见图 2-1。

1. 主要用途　用于紧急医学救援和院外急救，实现心率、血压、呼吸率、体温、血氧饱和度等生命体征信息的快速检测，对现场伤员伤势进行快速、准确的自动量化分级，辅助医生做出急救处置建议，提高批量伤员的分检时效性和准确性，使急危重症伤员得到及时救治和快速转运，减少死亡和残障。

2. 外形尺寸　主机：370mm×270mm×80mm。

3. 装备重量　整备质量：≤10kg。

4. 主要性能　体征快速提取仪在医疗单位中供医师操作，通过对血压、血氧饱和度、呼吸、心率、体温等生命体征信息的快速检测，综合神志判断，对伤情自动评级打分，以辅助医生对伤员状况进行判断。

（1）血压检测：收缩压 50～255mmHg，舒张压 30～195mmHg；平均偏差＜5mmHg，标准偏差＜8mmHg。

（2）血氧饱和度检测：0～100%；误差：70%～100%，误差为 ±2%。在 0～69%误差不予以定义。

注："%"为血氧饱和度百分比。

（3）呼吸检测：5～99 次/分；误差 ±2 次/分 或 ±2% 中较大者。

（4）心率检测：30～200 次/分；读出误差不超过输入心率的 ±10% 或 5 次/分中较大者。

（5）体温检测：35.0～42.0℃；误差 ±0.2℃。

（6）伤情危重指数（伤情评分）：系统根据伤员生理数据及神志判断，依据分检算法自动计算得分，供医生参考。

（7）连续工作时长：内置电池在充满电后，无市电情况下连续工作时长不少于 4h。

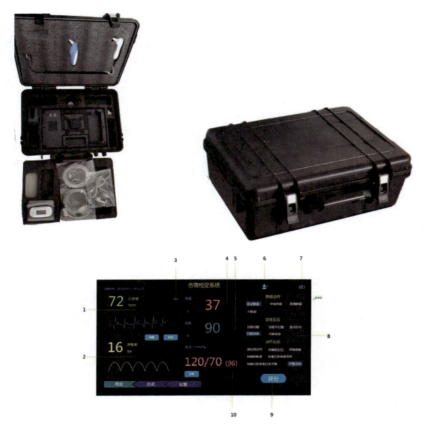

图 2-1 体征快速提取仪

二、多模态呼吸器

见图 2-2。

1. 主要用途　多模态呼吸器用于紧急医学救援和院外急救中伤员的机械通气和生命支持，可大大提高伤员机械通气质量，为院内救治提供有利条件。

2. 外形尺寸　主机：330mm×260mm×160mm。

3. 装备重量　整备质量：≤ 5kg。

4. 主要性能　多模态呼吸器具有机械通气和生命体征监测功能，可监测伤员气道压、呼吸末二氧化碳浓度、吸氧浓度、通气量和吸气峰压监测等信息。

（1）呼吸频率：8 ～ 15 次 / 分。

（2）呼吸潮气量：200 ～ 1500ml。

（3）呼吸模式：控制、辅助。

（4）空气 - 氧气混合浓度：21% ～ 60%。

(5)血氧饱和度测量:0~100%;分辨率1%。

脉搏血氧饱和度测量误差:70%~100%,测量误差 ±3%;在 0~69% 误差不予以定义。

(6)脉率测量:20~250 次/分;测量误差 ±5 次/分。

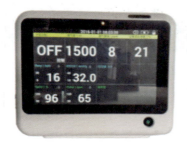
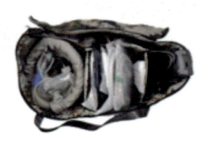

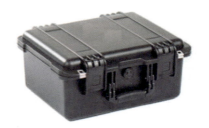

图 2-2 多模态呼吸器

三、智能止血带

见图 2-3。

1. 功能用途 用于紧急医学救援和院外急救环境下,伤员四肢动脉出血的止血,可实现止血压力检测,有效降低因止血带使用不当而造成的伤害。可测量止血压力,指导使用者施加合适的止血压力,避免因止血压力不足造成止血失败或因止血压力过大造成损伤。

2. 外形尺寸 80mm×25mm×30mm。

3. 装备重量 整备质量≤400g。

4. 主要性能 通过内建的压力测量机构与压力传感器,获取动脉止血压力,并对压力值进行显示与提示。

(1)电池供电时间不小于 5h。

(2)止血压力测量:100~800mmHg。

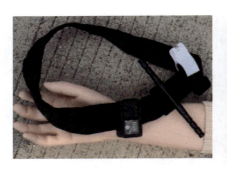 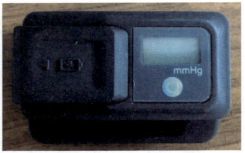

图 2-3　智能止血带

四、心肺复苏辅助器

见图 2-4。

1. 功能用途　心肺复苏辅助器用于紧急医学救援和院外急救环境下人工心肺复苏操作的监测与指导，帮助急救人员掌握合适的按压深度、频率，提高心肺复苏操作质量。

2. 外形尺寸　40mm×30mm×12mm。

3. 装备重量　整备质量：≤100g。

4. 主要性能　心肺复苏辅助器具备按压深度与按压频率检测功能，可通过声音提示按压频率，通过指示灯提示按压深度。

（1）按压频率测量：20～200 次/分。

（2）按压深度测量：20～60mm。

（3）电池供电时间不小于 5h。

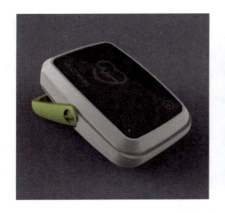 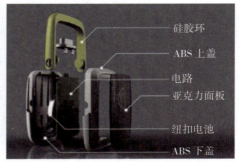

图 2-4　心肺复苏辅助器

五、胸骨髓腔注射器

见图 2-5。

1. 功能用途　胸骨髓腔注射器主要应用于突发灾难现场、院前急救等应急救援环境，适用对象包括因心搏骤停或休克导致的外周静脉塌陷患者或其他无法通过静脉穿刺建立输液通道的患者，通过钻式骨髓腔穿刺的方式建立骨髓腔内输液通道。

2. 外形尺寸　210mm×38mm×42mm。

3. 装备重量　胸骨髓腔注射器重量约为 300g。

4. 主要性能　胸骨髓腔注射器包括手持式动力系统与穿刺针，配有充电器与鲁尔接头注射器。

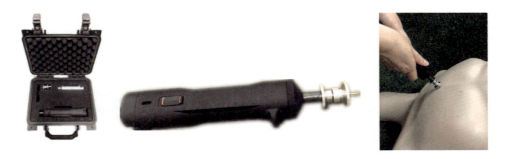

图 2-5　胸骨髓腔注射器

第三章

系列背负组合式医疗单元

第一节 研究目标与技术创新

一、研究目标

针对紧急医学救援特点，围绕小分队、小群多路现场急救和紧急救治环节，解决大型装备难以到达现场实施急救作业等问题。对背囊结构进行人机工效设计，研究背负单元结构、容量、整装重量、环境适应性等，研究背负者体表压力分布、心率、血氧饱和度、肺活量差、脉压差、背力差及主观感受影响，优化背负单元结构与材料选择，降低长距离背负后的体能消耗和疲劳；基于微流体芯片、荧光标记分析技术，研发白细胞计数仪，解决目前现场难以开展血细胞检测的问题；研究野外特殊环境变压吸附氧气制备和制供氧器结构小型化技术，研制微型制供氧器材，解决目前灾害救援现场微型制供氧装备缺乏的问题。集成研发综合急救（常规、热区、高原寒区）、紧急手术、检验背囊5种背负式新产品，进行综合效能评估和应用示范。

二、技术创新

1. 创新点1　在国际上率先研究背负式组合医疗单元，针对现场伤情分类调研数据及救治时效性，研究内装物品量的模块划分理论；依据应力应变分布等力学分析手段及人体工效试验，研究背负式结构设计的优化方法。

2. 创新点2　在国内率先开展极寒条件下失温伤员现场体温恢复技术与装备研究，突破热量损失途径分析、热传导综合阻隔、高热值复合供热材料、供热材料安全受控缓释产热等关键技术，研制高热值供热源，实现缓释受控安全供热及受控精确加温，满足低体温伤员现场及后送全过程复/保温工作开展的需要。

3. 创新点 3　在国内率先提出基于微流控芯片和机器视觉技术实现白细胞总数的快速检测方法，通过优化微流控芯片结构和试剂组成，解决在超薄腔室内全血红细胞的溶血和白细胞的均匀荧光染色难题，并结合大视场荧光成像技术实现白细胞的精确计数，为现场救援提供便携、易操作的白细胞总数分析仪。

4. 创新点 4　通过特殊环境下变压吸附制氧、脉冲供氧及制供氧器小型化等技术研制微型制供氧器，改变个人携带供氧装备以氧气瓶为主的现状，就地实现氧气的连续不间断供应，提高特殊环境下个人用氧保障和伤员紧急救治能力。

第二节　装备介绍

一、综合急救背囊

见图 3-1～图 3-4。

1. 功能用途　供医学救援小分队实施现场紧急救治使用。
2. 外形尺寸　550 mm×350 mm×170mm。
3. 装备重量　≤13kg。
4. 主要性能　采用背负式组合囊式装备，整体防水。根据气候条件的适应性分为常规综合急救背囊、高温高湿型急救背囊、高原高寒型急救背囊三型。每套配备 50 余种急救器材与药品，具备在急救条件下可展开止血、包扎、固定、通气和复苏、输注、抗感染等功能。高温高湿型增加了降温、防暑药品，高原高寒型增加了急性高原病预防和急救药品、微型制供氧器和低体温防护器材。囊内装器材药品模块化布局，包括包扎止血模块、固定模块、通气模块、输注模块、器械工具模块、药品模块，取用和补充快捷。在 V 形背架与多点调节相结合的背负系统支持下，适合长距离背负。

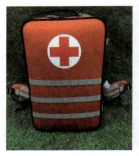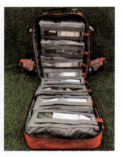

图 3-1　综合急救背囊（基本型）

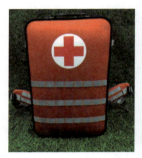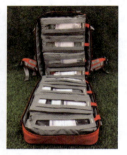

图 3-2　综合急救背囊（高原高寒型）

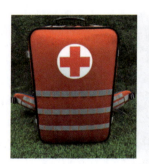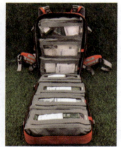

图 3-3　综合急救背囊（高温高湿型）

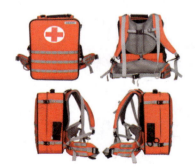

图 3-4　综合急救背囊

二、紧急手术背囊

见图 3-5。

1. **功能用途** 供医学救援小分队现场实施紧急手术使用。
2. **外形尺寸** 550mm×350mm×170mm。
3. **装备重量** 12.0kg。
4. **主要性能** 采用背负式组合囊式装备，整体防水。每套配备 20 余种手术器材及止血包扎器材与药品，在紧急条件下可展开有创处置、环甲膜、气管切开、颅脑减压手术及胸腔闭式引流。在 V 形背架与多点调节相结合的背负系统支持下，适合长距离背负。

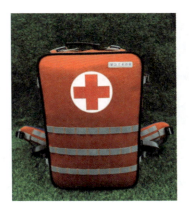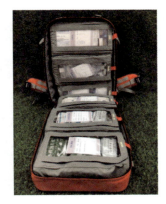

图 3-5 紧急手术背囊

三、检验背囊

见图 3-6。

1. **功能用途** 用于医学救援小分队现场条件下开展免疫、生化、白细胞计数等临床检验工作。
2. **外形尺寸** 550mm×350mm×180mm。
3. **装备重量** 13.5kg。
4. **主要性能** 检验背囊配备有全自动生化分析仪、干式电解质分析仪、尿液分析仪、干式荧光免疫分析仪、血红蛋白分析仪、血糖仪、白细胞计数仪，均采用电池供电，配套的检验试剂、微型离心机和耗材（采血针、真空采血管、消毒棉签），可在无任何外部保障条件下完成伤病员的体液采集和快速检验，获得检验结果时间不超过 15min。

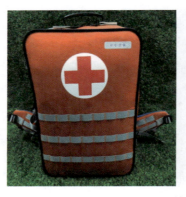
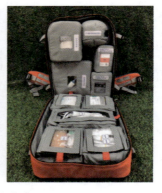

图 3-6 检验背囊

四、微型制供氧器

见图 3-7。

1. 功能用途　综合急救背囊（高原高寒型）内装制供氧器材，产生呼吸用氧气，用于野外个人吸氧。

2. 外形尺寸　160mm×110mm×230mm。

3. 装备重量　2.6kg（含内置电池）。

4. 主要性能　具有野外现场制氧、供氧功能，方便个人携带使用。产氧流量为 0.5～3L/min（可调），氧气浓度为 50%～90%（可调），连续供氧时间分别为不少于 2h（电池供电）和不少于 24h（外接电源），适用海拔高度为 0～5000m。

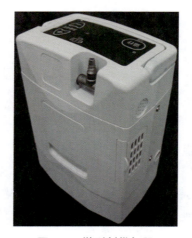

图 3-7 微型制供氧器

五、伤员复温装置

见图 3-8。

1. 功能用途　综合急救背囊（高原高寒型）内装制供氧器材，用于低体温症伤员保复温救治。

2. 外形尺寸

展开尺寸：≤2300mm×500mm×350mm。

叠收尺寸：≤600mm×300mm×300mm。

3. 装备重量　3.5kg。

4. 主要性能　持续供热能力：≥4h；热空气浴温度：≥35℃；工作温度：-40～46℃；存贮温度：-55～70℃；展收时间：≤2min；复温袋叠收尺寸：≤600mm×300mm×300mm；相对湿度：95%（25℃）；高海拔适应性：≤4500m。

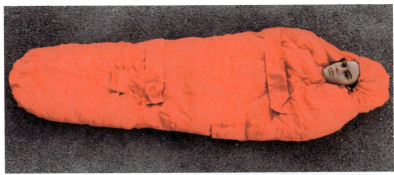

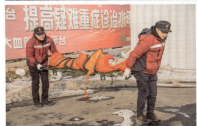 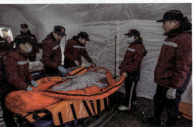

图 3-8　伤员复温装置

第四章

可空投式帐篷式医疗系统及关键急救与血／氧保障装备

第一节　研究目标与技术创新

一、研究目标

当发生地震等重大自然灾害使道路受阻时，普通医疗救援装备无法到达现场，在空投（运）快速部署环节，解决空投型帐篷结构优化、箱仪结构优化与一体化、空投医疗物资减振、智能化损伤控制干预、高效过滤灭菌送风与微环境调控、野外微流控快速检测技术、低压氧源增压、多平台数据融合等关键技术问题，研发出含空投式医疗帐篷、空投型医疗箱组、智能化伤员检伤分类模块、集成式手术模块、集成式急救模块、集成式伤员住院模块、集成式检验模块、集成式储运血模块、集成式制供氧模块、集成式医疗信息模块的可空投（运）式帐篷式医疗系统，提高我国应急医学救援装备设计的研发水平，并在国家级紧急医学救援队进行应用示范，推动我国应急医学救援装备产业发展。

二、技术创新

1. 创新点 1　基于紧急救援黄金时效要求，在国内率先研制出空投（运）式帐篷医院系统，可保证全套系统在灾害发生的第一时间到达救援现场，有效提升灾害处置时效性。

2. 创新点 2　在国际上首先采用高度融合的箱仪一体化技术，突破多模态自适应微涡轮通气、旋转和柔性折叠、微变压吸附等技术，实现急救、手术处置、转运等环节中常压通气、集成便携和模块组合，大幅度减少后勤负荷；系统按照功能划分，采用模块化和箱仪一体化设计，可按需灵活组配，符合航空运输要求。

3. 创新点 3　在国内创新开展碳纤维与高强塑料结合的新材料及其成型工艺优化技术研究，解决现有碳纤维制品工艺复杂、效率低等问题和塑料成型技术刚性低、质量重等问题，实现材料轻量化。

4. 创新点 4　在国内率先发展成分血"完整冷链"的关键技术与装备，实现冷冻、冷藏一体的双模成分血储存系统；创新开展可替代瓶氧、直接驱动呼吸机、麻醉机的一体化手术直供氧技术与装备研究，有效提高小型制氧装备的供氧能力。

5. 创新点 5　创新构建自组织、融合多种通信手段的异构通信网络，空中、车载、地基、手持，四位一体，构建融合应急通信指挥调度系统，在国内首次实现前后方、各单位、各部门之间的协同运作和统一指挥。

第二节　装备介绍

一、空投式医疗帐篷

见图 4-1。

1. 功能用途　应用于紧急医学救援队伍、院外急救队伍等，为救援队伍提供场所。空投式医疗帐篷是紧急医学救援队以帐篷为平台，承担抢险救灾、野外训练、野外短期作战的医疗服务装备。主体采用充气形式，其展收快捷、操作简单，外部设有后组装的框架。

2. 外形尺寸
外部尺寸：长 6.25m、外宽 4.5m、外顶高 2.9m。
内部尺寸：长 6m、内宽 4m、内顶高 2.64m。

3. 装备重量　总重量约 250kg。

4. 主要性能　帐篷采用充气加外框架结构，整体帐篷为折线拱形结构，帐篷主要由外框架、充气骨架、篷体、连接通道和配件组成。短期使用可不组合外框架，长期或环境恶劣的条件下组合外框架后可有效提高帐篷抗风、抗雪等稳定性能。帐篷可在横向和纵向无限扩展连接，多顶帐篷组合可满足帐篷医院的集中布局和分散布局需要。

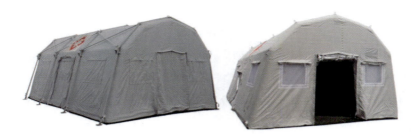

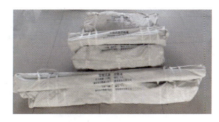

图 4-1 空投式医疗帐篷

二、Ⅰ型空投型医疗箱组

见图 4-2。

1. 功能用途　该箱组也称为一体化集成式空投医疗箱组,主要用于装载医疗设备,可为装备空投提供防护,并可规范系统包装。

2. 外形尺寸　800mm×600mm×600mm。

3. 装备重量　空箱重量约 15kg。

4. 主要性能　采用碳纤维材质,由箱体和箱盖组成,箱盖由 2 根钢丝进行限位,便于内装设备的取放,具备轻量化、防护性好的特点,可为装备提供出色的防护作用。

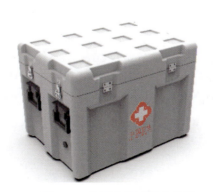

图 4-2　Ⅰ型空投型医疗箱组

三、Ⅱ型空投型医疗箱组

见图 4-3。

1. 功能用途　该箱组也称为多功能包装箱。在野外条件下，可用于紧急医学救援、院外急救队伍等部分物资装载箱、工作台、柜及改善重要救治区域地面环境等方面。

2. 外形尺寸　1200mm×600mm×600mm。

3. 装备重量　空箱重量约 29kg（含 2 块隔板）。

4. 主要性能　箱组包括包装功能、柜组功能、工作台功能、地板功能等功能模块。以装载物资为基本功能，能快速拼接成地板用于改进手术、急救等重要部位地面条件，可兼作工作台等。包装功能主要由上下盖板 2 块、左右侧板 2 块、前后端板 2 块组成；柜组功能主要由下盖板 1 块、左右侧板 2 块、前后端板 2 块、隔板 2～3 块（可选配）组成；工作平台功能主要由上盖板 1 块、支腿组成（该功能可选配）；地板功能由箱板边口咬合成一整体板块，铺设于重要区域地面，用以改善地面工作条件。

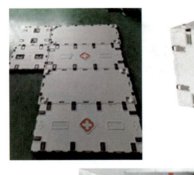
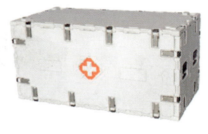
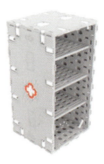
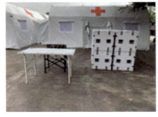
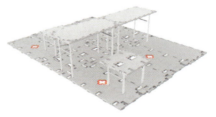

图 4-3　Ⅱ型空投型医疗箱组

四、集成式伤员检伤分类模块

见图 4-4。

1. 功能用途　集成式伤员检伤分类模块以满足在野战条件下开展战伤快速

诊断的检查需求，兼顾灾害医学救援等非战争军事行动的需要而设计。主要用于伤员的伤情诊断、伤情评分等。

2. 外形尺寸　检伤分类设备箱：800mm×600mm×600mm。

3. 装备重量　检伤分类模块总重约75kg，净重≤35kg。

4. 主要性能　集成式伤员检伤分类模块由1个检伤分类设备箱组成，集数字彩色超声探伤、心电诊断、快速分检设备为一体。箱内装有便携式彩色多普勒超声系统、多通道自动分析心电图机、分检携行具和器械台，其中分检携行具包括耳温枪、心贴、血压计和三防分检终端及伤情评分软件系统。所有诊断装备均采用数字化图像技术，能出色完成野战（应急）条件下伤员伤情的快速诊断任务。数字彩色超声诊断系统可用于腹部、妇科、产科、心脏、血管等部位疾病的诊断，外周神经阻滞的引导，疼痛注射治疗的引导，急危重症疾病的诊断和治疗引导，经颅多普勒检查，心脏超声检查等。心电图机可用于心电图的监测。分检终端是模块集成化设计产品，通过集成的参数模块、中央处理模块及各类功能附件实现生命体征参数的测量。自持时间不少于4h。

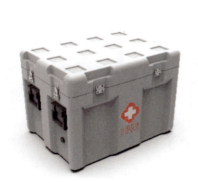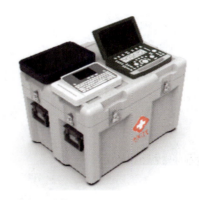

图4-4　集成式伤员检伤分类模块

五、集成式手术模块

见图4-5～图4-9。

1. 功能用途　集成式手术模块具备开展外科急救手术、损伤控制手术、重症监护与复苏治疗的能力。

2. 外形尺寸

手术多功能箱：600mm×600mm×800mm。

手术设备箱：800mm×600mm×600mm。

手术照明箱：800mm×600mm×600mm。

手术器械箱：800mm×600mm×600mm。

3. 装备重量

手术多功能箱：约 50kg。

手术设备箱：约 55kg。

手术照明箱：约 50kg。

手术器械箱：约 47kg。

4. 主要性能　集成式手术模块采用模块化、整体化、轻量化、缓冲隔振等技术组式，由 4 个箱组构成，包含 1 个手术多功能箱、1 个手术设备箱、1 个手术照明箱和 1 个手术器械箱。手术多功能箱可以展开成手术床；手术设备箱集高频电刀、便携式生命支持系统和静脉注射麻醉泵于一体；手术照明箱含便携式手术灯；手术器械箱集甲、乙、丙、丁 4 套手术器械于一体，能出色完成紧急医学救援及院外急救手术。同类型箱体之间可相互堆码，方便存放和运输。箱体内部设计有缓冲内衬，对设备有保护作用。手术模块整体可快装快拆、快速展开、快速救治。可支持 1 台手术救治作业开展。手术照度不少于 8000Lx。

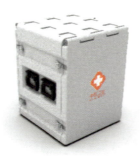 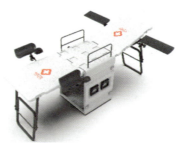

图 4-5　手术多功能箱

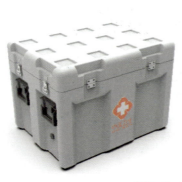 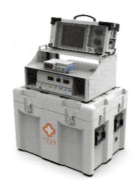

图 4-6　手术设备箱

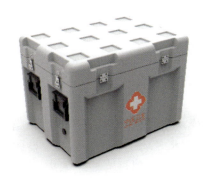 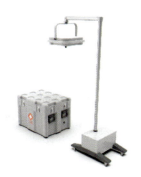

图 4-7　手术照明箱

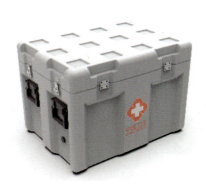 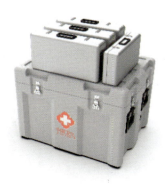

图 4-8　手术器械箱

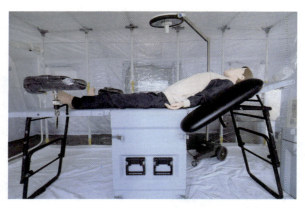

图 4-9　集成式手术模块展开作业

六、集成式急救模块

见图 4-10 ～图 4-12。

1. 功能用途　集成式急救模块用于对危重伤员进行生命支持及心肺复苏、液体循环输注等紧急处置。集成心电监护、呼吸、除颤、快速输液等功能，能出色完成紧急医学救援及院外急救。

2. 外形尺寸

急救多功能箱：600mm×600mm×800mm。

急救设备箱：800mm×600mm×600mm。

3. 装备重量

急救多功能箱：约 33kg。

急救设备箱：约 50kg。

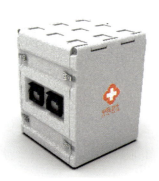 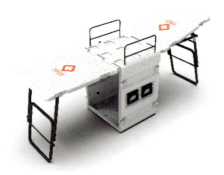

图 4-10　急救多功能箱

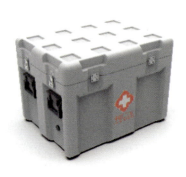 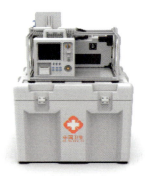

图 4-11　急救设备箱

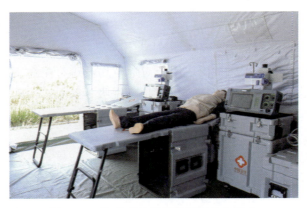

图 4-12　集成式急救模块展开作业模式

4. 主要性能　集成式急救模块采用箱组化、轻量化、集成化设计，由 6 个箱组构成，包含 3 个急救多功能箱、3 个急救设备箱。急救多功能箱可以展开成急救床；急救设备箱集便携式生命支持系统、除颤监护仪和微量注射泵于一体。所有箱型主体结构均选用优质碳纤维复合材料，模块具有质量轻、移动性强、空间布局合理、环境适应性强等特点。

七、集成式储运血模块

见图 4-13 ～图 4-15。

1. 功能用途　集成式储运血模块用于悬浮红细胞、全血、冷冻血浆的储存及运输。

2. 外形尺寸

成分血运输箱：800mm×600mm×600mm。

成分血储存箱：800mm×600mm×600mm。

3. 装备重量

成分血运输箱：约 30kg。

成分血储存箱：约 50kg。

4. 主要性能　集成式储运血模块由 2 个箱组构成，包含 1 个成分血运输箱和 1 个成分血储存箱。成分血运输箱采用电源保温技术，解决了运输途中对电源的需求，利用切换冷藏或冰冻冷板的方式，实现成分血冷冻冷藏运输。成分血储存箱采用重叠式制冷技术，具备冷藏、冷冻双模工作能力，冷藏模式主要用于悬浮红细胞等冷藏成分血（含全血）的储存；冷冻模式主要用于冷冻血浆等冷冻成分血的储存。内容积≥40L，一次最大储运血量≥50 个单位，工作温度 -30 ～ 50℃。

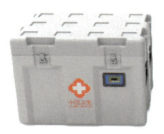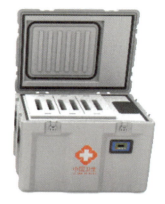

图 4-13 成分血运输箱

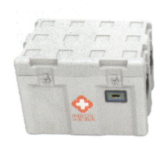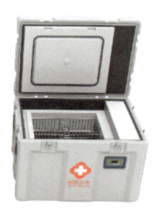

图 4-14 成分血储存箱

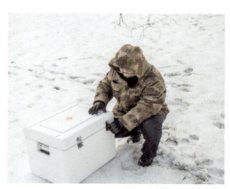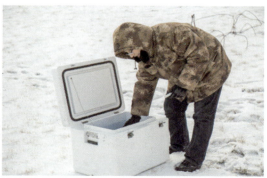

图 4-15 成分血储存箱寒区示范试验

八、集成式氧气保障模块

见图 4-16，图 4-17。

1. **功能用途** 现场快速制取医用氧气，用于保障紧急医学救援队伍、院外急救队伍开展伤病员后送转运、急救处置和紧急手术的医疗救治用氧。

2. **外形尺寸** 800mm×600mm×600mm。

3. **装备重量** 含箱体约 60kg。

4. **主要性能** 根据分子筛变压吸附（PSA）制氧原理，利用空气作为气源，现场快速制取医用氧气。氧气保障模块为箱组式结构，打开上盖即可直接使用。氧产量≥10L/min，氧浓度≥90%（V/V），产氧压力≥0.04MPa，功率≤900W，噪声≤65dB(A)。从开机到制氧（氧浓度达到要求）运行时间≤5min。展收时间≤1min/人，工作温度 5～40℃。高原适应性：额定 4500m。

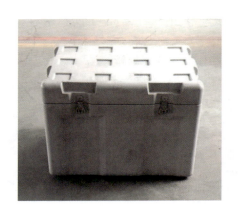 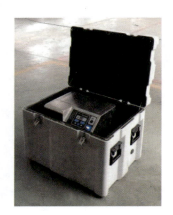

图 4-16 集成式氧气保障箱

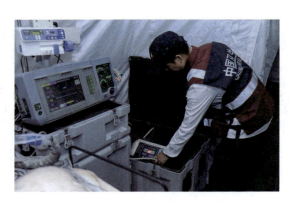

图 4-17 集成式氧气模块展开作业

九、集成式收治模块

见图 4-18，图 4-19。

1. 功能用途　集成式收治模块展开使用时即可形成一个医疗床，并由配套的选装件构成收治功能，可基本满足野战、灾害中的医疗救治收治要求。

2. 外形尺寸

展开尺寸　1970mm×710mm×400mm。

收拢尺寸　990mm×710mm×140mm。

3. 装备重量　18kg（不含配件）。

4. 主要性能　集成式收治模块主要由箱式床和选配件构成，其中箱式床的床面板设计成 2 块对应的箱盖状，是由高强度工程塑料中空吹塑成型制成。收拢时成一个扁平状箱体，箱体内集成设计了相应的收治配套件可供选配，主要有输液架、床垫、折叠式床边柜、床边护栏、蚊帐等，体积小、重量轻、转运方便，易码垛，无须借助工具即可展开使用或收拢搬运。展开与撤收时间：≤2min/人。

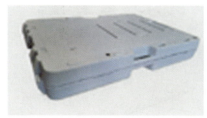 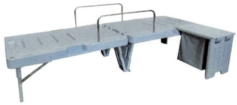

图 4-18　集成式收治模块

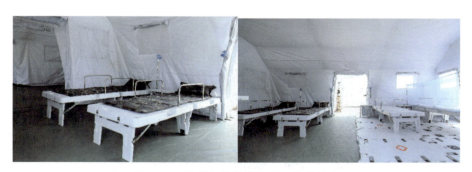

图 4-19　集成式收治模块展开作业状态

十、集成式医学检验模块

见图 4-20，图 4-21。

1. 功能用途　集成式医学检验模块集成了血细胞成分分析、血液生化检测、尿液成分分析、血气/电解质/凝血检测、血液免疫分析、显微辅助分析、血型鉴定 7 项功能。

2. 外形尺寸　1000mm×800mm×600mm（±210mm）。

3. 装备重量　≤80kg。

4. 主要性能　集成式医学检验模块由 1 个快速检验箱组构成，快速检验箱集成干式血液分析仪、干式生化分析仪、干式尿液分析仪、干式血气分析仪、电化学检测仪、免疫试剂盒、血型鉴定卡、离心机、显微镜和信息化管理系统于一体，能出色完成紧急医学救援及院外急救的现场检验工作。采用干化学技术，相当于一个小型急诊化验室。

单项检验功能检测数量不少于 12 个样本/小时。

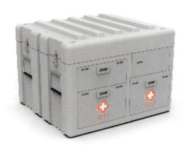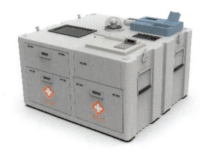

图 4-20　集成式医学检验模块

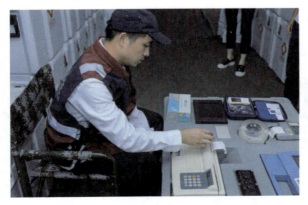

图 4-21　集成式医学检验模块展开作业状态

十一、集成式医疗信息模块——地基无线自组网设备

见图 4-22。

1. 功能用途　主要用于各种应急环境下现场的临时网络建立。
2. 外形尺寸　254mm×233mm×80mm（含提手）。
3. 装备重量　3.2kg（含电池，不含天线）。
4. 主要性能　地基无线自组网设备主要用于在缺乏基础设施支持的条件下，通过自主多跳与其他自组网节点快速组网，临时构建现场专用应急互联网络，具有体积小、重量轻、智能化程度高、部署速度快、组网机动灵活、传输容量大、可靠性高、使用维护简单等特点，配合锂电池可连续工作 6～8h，可安装在三脚架或由人员背负。工作频率 1428～1448MHz，工作温度 -40～55℃。

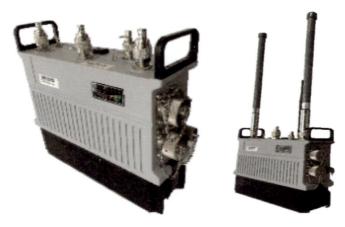

图 4-22　集成式医疗信息模块——地基无线自组网设备

十二、集成式医疗信息模块——车载无线自组网设备

见图 4-23。

1. 功能用途　主要用于各种应急环境下现场的临时网络建立。
2. 外形尺寸　258mm×200mm×52mm（含固定配件）。
3. 装备重量　2.9kg（不含天线）。
4. 主要性能　车载无线自组网设备主要用于在缺乏基础设施支持的条件下，通过自主多跳与其他自组网节点快速组网，临时构建现场专用应急互联网络，具有体积小、重量轻、智能化程度高、部署速度快、组网机动灵活、传输容量大、可靠性高、使用维护简单等特点，可以固定安装，也可以安装在车辆、舰船等机动平台上。

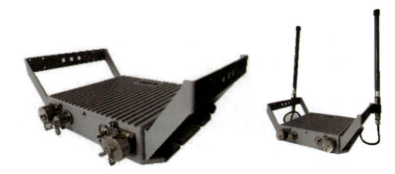

图 4-23　集成式医疗信息模块——车载无线自组网设备

十三、集成式医疗信息模块——单兵无线自组网设备

见图 4-24。

1. 功能用途　用于各种应急环境下现场的临时网络建立。

2. 外形尺寸　198mm×72mm×35.2mm。

3. 装备重量　653g（含电池）。

4. 主要性能　单兵无线自组网设备主要用于在缺乏基础设施支持的条件下，通过自主多跳与其他自组网节点快速组网，临时构建现场专用应急互联网络，具有体积小、重量轻、便于个人随身携带等特点，锂电池供电，支持连续工作 4～6h，提供 WiFi 便于各种智能终端接入。工作频率 1428～1448MHz，工作温度 -20～55℃。

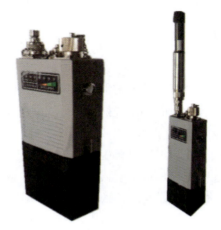

图 4-24　集成式医疗信息模块——单兵无线自组网设备

十四、集成式医疗信息模块——地基无线中继基站

见图 4-25。

1. 功能用途　用于各种应急环境下现场的临时网络建立。
2. 外形尺寸　254mm×233mm×80mm（含提手）。
3. 装备重量　3.2kg（含电池，不含天线）。
4. 主要性能　地基无线中继基站主要用于在缺乏基础设施支持的条件下，作为中继节点与其他自组网节点快速组网，克服地形等因素的影响，临时构建现场专用应急互联网络，具有体积小、重量轻、智能化程度高、部署速度快、组网机动灵活、传输容量大、可靠性高、使用维护简单等特点，配合锂电池可连续工作 6～8h，可安装在三脚架上。

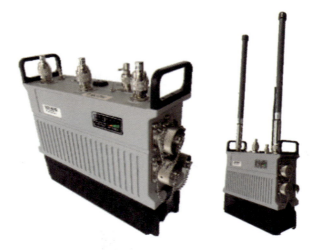

图 4-25　集成式医疗信息模块——地基无线中继基站

十五、集成式医疗信息模块——空基无线中继基站

见图 4-26。

1. 功能用途　用于各种应急环境下现场的临时网络建立。
2. 外形尺寸　140mm×82mm。
3. 装备重量　1.5kg（不含天线）。
4. 主要性能　空基无线中继基站主要用于在缺乏基础设施支持的条件下，作为中继节点与其他自组网节点快速组网，克服地形等因素的影响，临时构建现场专用应急互联网络，具有体积小、重量轻等特点，搭载无人机使用，保证远距离区域的网络互联互通，内置大容量低温锂电池，支持连续工作 6～8h。

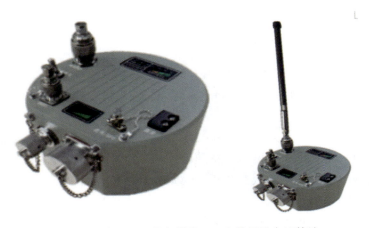

图 4-26　集成式医疗信息模块——空基无线中继基站

十六、集成式医疗信息模块——便携式数据终端

见图 4-27。

1. 功能用途　移动人员手持使用（预装指挥调度 APP）。
2. 外形尺寸　153mm×76.5mm×14.5mm。
3. 装备重量　236g。
4. 主要性能　便携式数据终端主要用于在缺乏基础设施支持的条件下，通过 WiFi 接入自组网设备网络，指挥中心可以直接对移动人员进行指挥调度等多媒体应用。

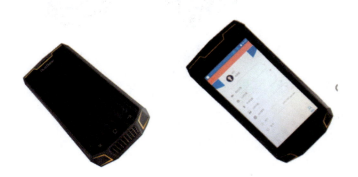

图 4-27　集成式医疗信息模块——便携式数据终端

第五章

车载式野外数字化手术系统

第一节 研究目标与技术创新

一、研究目标

针对突发事件紧急医学救援中机动手术开展的实际需求,构建系统化、信息化、集成化,适用于复杂地域环境的车载式野外手术系统技术方案,攻克扩展式野外手术车系列关键技术,提高我国在应急医学救援装备设计、研发水平,并在国家级紧急医学救援队进行应用示范,推动我国应急医学救援装备产业发展。

二、技术创新

1. 创新点 1 野外数字化手术车、野外磁共振诊断车及野外医技保障车的研发,解决了在野外条件下进行有效医疗救治的技术难题,在国内率先构建了野外数字化手术救治系统,建立了野外数字化手术救治技术平台,可为在突发事件中的伤员进行紧急医学救治提供保障。

2. 创新点 2 以手术舱室洁净度控制、远程会诊系统设计及医疗信息系统设计为技术突破口,突破了制约建立数字化手术的技术瓶颈,在国内创新研发了野外数字化手术车,提高了数字化手术车的手术救治能力。

3. 创新点 3 发展了磁共振诊断系统小型化磁体技术,使其重量低于 7000kg,发展了小型化梯度线圈技术,最大梯度不小于 14mT/m,最大梯度切换速率不小于 40mT/(m·ms),研制了国际首套高机动磁共振诊断车。

4. 创新点 4 研发了适合车载的 DR 双悬臂结构,实现了卧姿伤员的全方位影像诊疗;创新 X 线防护技术,提高了车厢的 X 线防护性能。优化设计消毒灭菌设备内部结构，以整体式集成的方式达到了减小体积、降低重量的目标，并提高了系统的稳定性与操作性，更适于野外车载作业，研制了国内首套高机动DR诊断车。

第二节　装备介绍

一、野外数字化手术车

见图 5-1。

1. 功能用途　野外数字化手术车可开展远程会诊手术，实现手术系统信息化；手术可扩展到 2 台；手术舱室手术区空气洁净度达到万级。

2. 外形尺寸　整车：10 650mm×2550mm×3950mm（含顶拉手）；方舱（长 × 宽 × 高）：8000mm×2500mm×2438mm。

3. 装备重量　总重约 10 000kg。

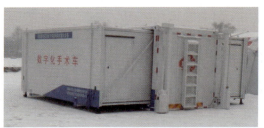

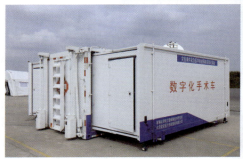
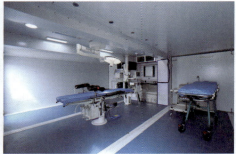

图 5-1　野外数字化手术车

4. 主要性能　野外数字化手术车采用方舱运输车加医疗方舱的技术形式。采用北京奔驰底盘进行改装，底盘与方舱可分离，方舱两端安装电动支腿，可实现方舱从底盘降至地面使用。方舱为可扩展结构，展开后形成一个可移动式工作场所。方舱内配置医疗设备及医疗器械，能实现对 2 名患者进行外科手术及远程会诊。方舱根据功能划分为手术区、手术前区和简易手术区、信息等控制区域。其中前部为保障设备区，中间为手术区，扩展区右侧为手术前区，扩展区左侧为简易手术区，两区中间用隔帘分开。

二、野外医技保障车

见图 5-2～图 5-5。

1. **功能用途**　野外医技保障车是车载式野外数字化手术系统的重要组成部分，具有消毒灭菌、数字 X 线诊断和临床检验等功能，为患者和医务人员提供了适宜的诊断和工作环境。

2. **外形尺寸**　整车：10 650mm×2550mm×3950mm（含顶拉手）；方舱（长×宽×高）：8000mm×2500mm×2438mm。

3. **装备重量**　医技保障车满载 23 870kg，舱重约 12 000kg。

4. **主要性能**　野外医技保障车采用方舱运输车加医疗方舱的技术形式。采用北京奔驰底盘进行改装，底盘与方舱可分离，方舱两端安装电动支腿，可实现方舱从底盘降至地面使用，方舱为可扩展结构，展开后形成一个可移动式工作场所。车辆自带驻车取力发电功能，可实现电力需求的自供给。车辆前部为设备区，中部左侧为物资区，右侧为 X 线诊断区；后部左侧扩展舱为消毒灭菌区与检验区，右侧扩展舱为 X 线设备区。消毒灭菌功能：可对手术器械、衣巾单、敷料等进行洗涤和灭菌。X 线诊断功能：可对立姿或卧姿伤病员的胸、腹、四肢、颅脑及腰椎等部位进行 X 线诊断检查，邻近人员接受照射量应不大于 20mSv/a。临床检验功能：可完成伤员手术必需的临床检验。

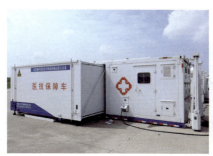
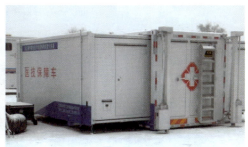

图 5-2　野外医技保障车外观

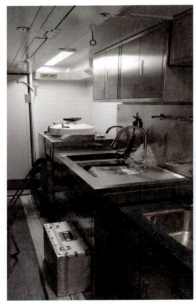
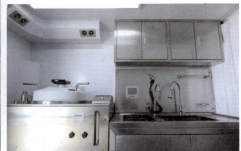

图 5-3 消毒灭菌区

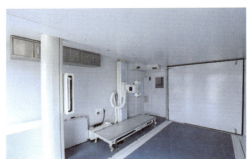
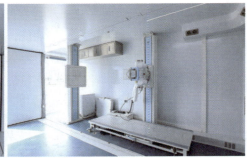

图 5-4 数字 X 线诊断区

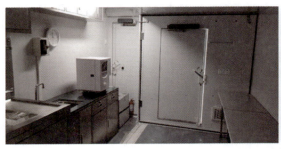
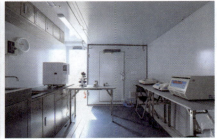

图 5-5 临床检验区

三、野外磁共振诊断车

见图 5-6，图 5-7。

1. 功能用途　野外磁共振诊断车具有 MRI 扫描诊断功能。主要是对卧姿伤员的颅脑、垂体、眼眶、颈部、颈椎、脊柱（胸椎、腰椎）、腹部（肝脏、肾脏、胆囊等）、盆腔、四肢关节（膝关节、腕关节、髋关节等）、乳腺等进行磁共振成像扫描，针对特殊病灶部位也可进行自定义协议扫描诊断。能够完成伤员手术前的必需检查及手术后的恢复性检查等临床检验，为伤员和医务人员提供适宜的诊断和工作环境。

2. 外形尺寸　整车：10 650mm×2550mm×3950mm（含顶拉手）；方舱（长×宽×高）：8000mm×2500mm×2438mm。

3. 装备重量　总重约 16 000kg。

4. 主要性能　野外磁共振诊断车采用方舱运输车加医疗方舱的技术形式。采用北京奔驰底盘进行改装，底盘与方舱可分离，方舱两端安装电动支腿，可实现方舱从底盘降至地面使用。车辆自带驻车取力发电功能，可实现电力需求的自供给。车辆还配置环控设备，使工作人员处于舒适的工作环境。车辆分为前部操作室、中部磁共振诊察室、后部设备室。磁共振系统场强为 0.3T，采用小型化设计，包括磁体系统、梯度系统、射频系统及其他系统。磁体系统采用高导磁材料和四立柱结构，既增加了磁体的抗震动性能，又提高了磁传导效率，降低了磁体重量；针对厢体内为狭长空间的环境特点，磁体设计采用长宽不同的异形设计，缩小宽度尺寸，并降低重心高度，增加了磁体各部件的连接强度，使其抗震及抗冲击能力增加。

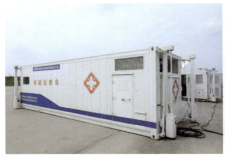 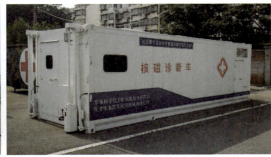

图 5-6　磁共振诊断车

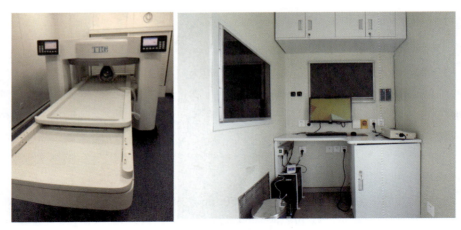

图 5-7　磁共振诊断车内部

第六章

系列伤员搬运工具与生命支持转运装备

第一节 研究目标与技术创新

一、研究目标

针对伤员搬运及连续救治链条，适应伤员快速后送和途中"无缝"救治等重大需求，解决旋转折叠、半刚性折叠、柔性折叠、铰链牙嵌、自由度限控、材料洗消、骨折保护、微量输注、自适应通气、伤情评估与干预等关键技术，研发多功能旋转折叠担架及其配套装置和多段折叠铲式、背负式和骨折固定式担架与跨平台生命支持系统 5 种新产品。综合性能达到国际同类产品先进水平和实用化水平。

二、技术创新

1. 创新点 1 在国内率先提出伤员搬运工具的通专结合、功能组合、系列配套的理念及 4 种典型的核心搬运工具，针对我国伤员抢运"最后 1 公里"的核心装备型号少、无法配套的问题。提高伤病员抢救时效，解决现有担架存在的品种庞杂、功能松散、缺乏功能拓展和集成等相关问题，形成系列化担架体系，解决急救现场伤病员抢运和途中"无缝"连续救治问题，填补"白金 10 分钟"抢救空白，提高伤员快速抢运能力和搬运工具全维多元保障能力。

2. 创新点 2 在国内首次提出"跨平台生命支持"理念。针对伤员快速后送和途中"无缝"救治装备存在的人机功效学问题。攻克非高压氧源依赖呼吸通气、多模式通气、微量精确输注、典型重症伤情评估、辅助干预及一体化集成等关键技术，实现现场、转运途中、院内运作各环节无缝隙衔接的重症伤员体征监护与救治技术的集成。可快速展开与普通担架配合形成可移动的生命支持系统，可快速加载在车、船、飞机等机动运载工具上,并快速投放至急救现场救治。实现救治链条的无缝隙链接,提高时效救治能力。

第二节　装备介绍

一、旋转折叠式担架

见图6-1,图6-2。

1. 功能用途　用于伤病员的搬运与后送。

2. 外形尺寸

展开尺寸:2200mm×550mm×150mm。

收拢尺寸:490mm×200mm×180mm。

3. 装备重量　重量≤6.5kg。

4. 主要性能　旋转折叠式担架由担架杆、担架面、把手、横支撑及铰链、担架支腿及铰链、伤员固定带、肩带、担架包等构成,具有体小质轻、快速折叠、便于携带、布面疏水性强、易清洗等特点。碳纤维复合材料的应用使旋转折叠担架各项性能指标比铝合金担架有了较大提升。额定载荷≥100kg,展收时间≤10s,工作温度 –41～46℃。

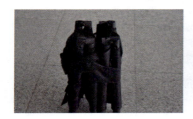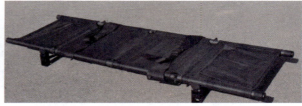

图 6-1　旋转折叠式担架

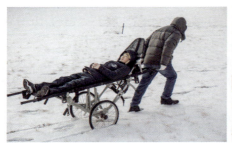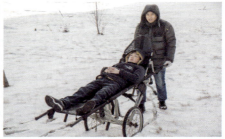

图 6-2　旋转折叠式担架寒区应用

二、多段铲式担架

见图 6-3，图 6-4。

1. 功能用途　用于特殊环境下，颈椎、腰椎及盆腔骨折伤员的搬运，可防止伤员二次损伤。

2. 外形尺寸　展开：1900mm×430mm×60mm。

3. 装备重量　重量≤8.5kg。

4. 主要性能　多段铲式担架由碳纤维材料一体成型，强度高、韧性好、易洗消。可一分为二，多段展开，便于抓握、携行，后送方便，无须搬动和改变伤员姿势即可对伤员进行铲固和搬运，具备心肺复苏按压板功能。额定载荷≥120kg，展收时间≤1min，工作温度 –41～46℃。

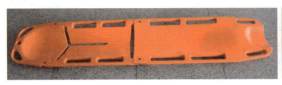 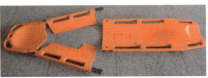

图 6-3　多段铲式担架

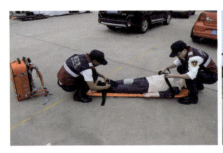 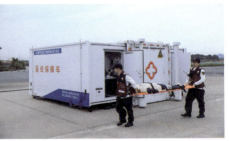

图 6-4　多段铲式担架示范应用

三、组合背负式担架

见图 6-5，图 6-6。

1. 功能用途　主要用于滩涂、沙地、草地、丛林、雪地等战场环境下的伤员短途后送及小量急需应急物资的运输。组合背负式担架拆分成两个背具形式，分别由单人背负携行；如有伤员后送需要，任意两个背具均可组合成担架形式，配合牵引带可通过拖运、抬行等多种形式后送伤员。

2. 外形尺寸　展开：2000mm×430mm×210mm；收拢尺寸：940mm×430mm×130mm。

3. 装备重量　重量约 8kg。

4. 主要性能　组合背负式担架由完全相同的两个单人背具组成，每个背具由 1 套管架、1 个壳体、1 个背网、2 对管架接头、1 套多功能固定带（包括 1 个腰带、2 套背带、2 个把手固定带、2 套捆扎带及 1 个插拔式把手组成，可灵活拆分、组合，实现了单一工具以拖、背或抬等方式后送伤员的勤务功能。背负系统负荷分布合理、贴体性好，符合人体工效学设计原理。合理的高分子原料配方设计、独特的工艺和整体成型技术，使壳体具有优良的力学性能。承载能力 ≥ 100kg，工作温度 –41 ～ 46℃。

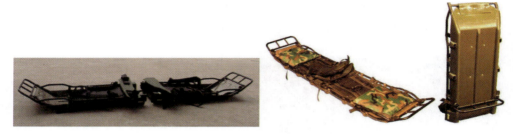

图 6-5　组合背负式担架

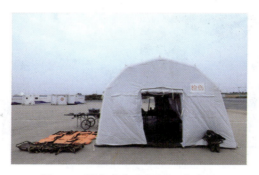

图 6-6　组合背负式担架示范应用

四、真空骨折固定担架

见图 6-7，图 6-8。

1. 功能用途　用于多发性骨折、复合伤伤员的快速塑形固定及非医用车辆或飞机实施多处骨折伤员的转运后送，可以防止伤员二次损伤。

2. 外形尺寸　展开：2100mm×800mm×50mm。

3. 装备重量　重量 ≤ 12kg。

4. 主要性能　真空骨折固定担架由多腔褥垫、球状填充物、底垫、安全带、提手及手动抽气装置等组成。担架周围设计有 8 个提手。采用独特的多腔结构设计,使内部珠粒处于最佳分布状态,担架抽真空后可根据伤员身体轮廓塑造成形,达到快速、舒适、有效的固定;气密性好、保暖、耐磨、耐寒的双面压延热塑性聚氨酯(TPU)复合织物作为主体面料,大大拓展了担架的环境适应性;新型真空骨折固定担架不影响对伤员实施 X 线与磁共振检查。工作温度 –10 ~ 46℃。

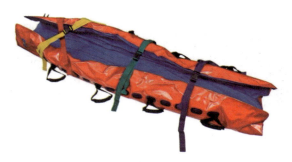

图 6-7　真空骨折固定担架

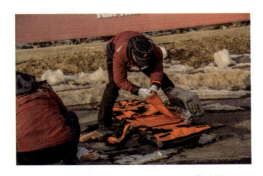

图 6-8　真空骨折固定担架示范应用

五、便携式通用生命支持系统

见图 6-9,图 6-10。

1. 功能用途　主要用于重症创伤伤员在紧急救治和运送途中高级生命支持,实现危重伤员在灾害现场、医疗后送和后方医院的生命支持一体化连续监护与救治。

2. 外形尺寸　550mm×255mm×150mm。

3. 装备重量　重量≤ 8kg。

4. 主要性能　系统集多模式呼吸、多参数监护和微量液体输注功能于一体,包含 12 导联心电监护、无创血压监护、血氧饱和度监护、两路体温监测、二氧化碳检测、呼吸通气支持等功能。采用小型化、集成化与模块化组合的便携手提技术。系统可为伤员在担架上从事故现场一直到救治链的最后提供不间断的生命支持,解决了伤员担架换乘,监护仪、呼吸机等专用急救设备的携带不便、使用不安全等问题。也可与直升机、船舶、车辆等多种运载工具结合,可与压缩氧气瓶、制氧机、液氧瓶等多种氧源连接,在无外接氧气条件下,可对伤员实施呼吸支持。主机展收时间≤ 2min,工作温度 –15 ～ 46℃。

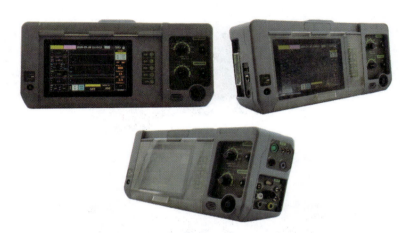

图 6-9　便携式通用生命支持系统

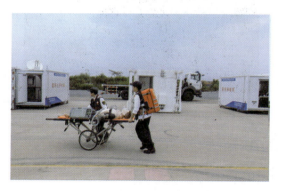

图 6-10　便携式通用生命支持系统示范应用

第七章

国家各类紧急医学救援队装备目录

一、国家级紧急医学救援队装备

见表 7-1 ～表 7-5。

表 7-1 医疗救援装备目录

序号	品名	规格	单位	数量	备注
一、急救装备					
1	急救箱或背囊		个	10	听诊器、血压计、叩诊锤、镊子、砂轮、体温计、剪刀、压舌板、急救药品等急救必需品
2	复苏箱		套	1	口咽通气管、喉镜、喉罩、简易呼吸器、气管插管、牙垫
3	除颤起搏器		台	1	儿童和成人两用（起搏电极）
4	输液泵		台	10	
5	微量注射泵		台	10	
6	担架 ICU		台	2	
二、手术装备					
7	清创缝合包		个	30	
8	换药包		个	30	
9	导尿包		个	10	
10	气管切开包		个	4	
11	静脉切开包		个	4	
12	深静脉穿刺包		个	4	
13	骨科器械包		个	3	
14	胸科器械包		个	3	

续表

序号	品名	规格	单位	数量	备注
15	颅脑外科器械包		个	2	
16	剖腹探查包		个	4	
17	妇产科手术器械包		个	2	
18	血管吻合器		套	2	
19	高频电刀		台	2	双极电凝、负极板40个
20	手术床	便携式	台	2	
21	手术灯	便携式	台	2	
22	轻便器械台		个	2	
23	麻醉机	便携式	台	2	
24	呼吸机	电动	台	2	
25	吸引器	电动	台	2	
26	手术冲吸机		台	2	具有冲洗和吸引功能
27	野外洗手装置		台	2	
28	监护仪	多参数	台	6	
29	自体血回输装置		台	1	
30	手术器材补给箱		套	1	集合零散手术器材和耗材
三、特诊装备					
31	心电图机		台	2	
32	B超	便携式	台	1	
33	X线机	便携式	台	1	
34	洗片机	明室	台	1	
35	野外诊疗床		张	2	折叠式，用于分诊
四、消毒供应装备					
36	高压消毒器		台	2	
37	多人吸氧器		套	4	
38	小型医用纯水装置		台	1	
39	运血箱		个	2	每次可运载10 000ml血（制品）
40	氧气瓶	40L	个	5	
五、检验装备					
41	医用冰箱	50L	台	1	
42	显微镜		台	1	
43	离心机		台	1	低速，电动和手动二合一

续表

序号	品名	规格	单位	数量	备注
44	凝血分析仪		台	1	
45	恒温水浴箱		台	1	
46	生化分析仪	干式	台	1	
47	血细胞记数仪		台	1	
48	尿液分析仪		台	1	
49	血气分析仪	手持	台	1	
50	检验器材补给箱		套	1	集合零散检验器材和耗材
六、五官科检查装备					
51	五官科检查器械箱		套	1	
七、防疫防护装备					
52	检水检毒箱		套	1	
53	机动喷雾器		台	1	
54	手动喷雾器		台	1	
八、机动卫生装备					
55	急救车		辆	2	
56	负压救护车		辆	1	
57	远程医疗会诊车		台	1	
58	医疗箱组		套	1	
59	组合式帐篷医疗单元		套	1	
九、其他装备					
60	担架	折叠	副	10	
61	担架	铲式	副	3	
62	担架	负压	套	2	
63	汽车运送伤员附加装置		套	4	
64	病床	折叠	张	30	
65	护理器材补给箱		套	1	
66	医疗器械修理箱		个	1	
67	发电机	5kW	台	2	
68	检伤标识		套	若干	

表 7-2　个人携行装备目录

序号	品名	规格	单位	数量	备注
服装类					
1	应急队服				防水、防风、透湿（含鞋帽袜手套）
2	冬服	大中小	套	25	
3	夏服	大中小	套	50	
4	现场工作服装				现场安全设计，拒水、防污（含鞋帽手套）
5	冬服	大中小	套	25	
6	夏服	大中小	套	50	
7	保暖衣裤	大中小	套	50	根据执行任务地区，配备相应防寒等级服装

表 7-3　后勤保障装备目录

序号	品名	规格	单位	数量	备注
一、宿营装备					
1	住宿帐篷	网架结构	顶	5	$>24m^2$
2	指挥帐篷	网架结构	顶	1	$35m^2$ 左右
3	保障帐篷	网架结构	顶	2	库房、厨房
4	冷暖风机	20kW	台	5	
5	水桶		个	5	
6	折叠桌		张	5	
7	折叠椅		把	30	
8	折叠床		张	30	
9	塑料布		张	30	
10	如厕帐篷		顶	1	
11	不锈钢暖瓶	2.25kg	个	5	
12	垃圾袋		个	300	
13	警戒带（红、黄、绿）	500m×3 种	套	1	
14	警戒杆		根	10	
15	警示标识		套	10	
16	洗涤用品		瓶	10	
17	洗浴装置		套	2	
二、供电照明装备					
18	移动电站	30kW	台	1	挂车式
19	发电机	2kW、5kW	台	4	各 2 台

续表

序号	品名	规格	单位	数量	备注
20	防水配电盘		台	1	
21	电缆搅盘		个	4	
22	电线		米	2000	
23	防水接线板		个	5	
24	节能灯（含灯头）		个	10	
25	油桶	20L	个	6	
26	月球灯		个	2	
27	爆闪标志灯		个	30	
28	国际转换插头		个	10	
29	车用逆变电源 (12～220V)		个	2	
三、炊具					
30	炊具组套		套	2	
31	电热水壶		个	4	
32	软体储水罐	1m³	个	3	
33	净水装置		套	2	可供30人
34	水袋		个	10	带喷头
四、工具设备					
35	斧子		把	2	
36	细铁丝		kg	10	
37	尼龙绳		米	1000	
38	折叠梯		个	2	
39	后勤包装箱		个	10	可采用卫生装备包装箱
40	铁锹、镐		把	5	
五、车辆					
41	后勤保障车辆		辆	1	视情况决定

表 7-4 通信办公装备目录

序号	品名	规格	单位	数量	备注
一、通信设备					
1	移动电话		部	2	
2	移动传真机		台	1	
3	对讲机		台	10	
4	海事卫星 Mini-M 站		套	1	通话、传真
5	或海事卫星 M4 站		套	1	通话、传真、图像传输
6	亚星电话或铱星电话		部	2	
7	GPS 全球定位仪		台	3	根据情况选用
二、办公设备					
8	现场信息报送系统		套	2	抗机械损伤、防水、多频网络、防病毒便携式电脑
9	多功能打印机		台	1	打印、复印、传真一体
10	无线局域网套件		套	2	
11	移动存储器		个	2	防震、加密
12	办公用品（纸、笔等）		套	2	视情况决定
13	电池	各型	节	20	
14	受援地区或受援国地图		幅	2	
15	受援地电子地图		套	1	
16	手持扩音器		个	2	
17	国歌等相关磁带		盘	2	1 盘备用
18	录音笔		支	2	
19	录放机（含音箱）		套	1	
20	便携式投影仪		台	1	
21	数码摄像机		台	1	
三、指挥车辆					
22	越野型通信指挥平台		台	1	装载通信指挥平台的越野车

续表

表 7-5 徽章标志目录

序号	品名	规格	单位	数量	备注
1	国旗	150cm×225cm	幅	2	
2	队旗	150cm×225cm	幅	2	国家卫生健康委统一制作
3	臂章		枚	30	国家卫生健康委统一制作
4	伸缩式旗杆		杆	2	展开不少于 9m
5	中国卫生应急标识	不干胶	个	若干	视不同情况选用

二、国家级突发急性传染病防控队装备目录

见表 7-6。

表 7-6 传染病防控装备目录

序号	品名	规格	单位	数量	备注
一、个体防护装备					
（一）呼吸防护					
1	医用防护口罩（或同等级别口罩）		副	4副/(工作日·人)	N95
2	过滤式呼吸防护器	全面型	套	1套/人	过滤材料的过滤效率不低于 N95
3	动力送风呼吸防护器		套	2套/队	
4	携气式呼吸防护器		套	2套/队	
（二）防护服					
5	一次性医用防护服		套	4套/(工作日·人)	
（三）眼防护					
6	防护眼镜/眼罩/护目镜		副	2副/人	
（四）手防护					
7	乳胶手套		双	5双/(工作日·人)	
（五）足防护					
8	防护靴		双	1双/人	
二、现场样本采集、保存装备					
（一）环境样本					
9	便携式浮游菌采样仪		台	3	

续表

序号	品名	规格	单位	数量	备注
10	空气采样器（采样泵、收集装置）		套	3	
11	深井采样器		个	3	
12	土壤样本收集瓶（袋）		个	100	
13	水样本用试管（瓶）	不同规格	个	100	
14	残留物容器		个	200	
（二）生物样本					
15	呕吐物样本采集容器		个	200	
16	小铲、镊子等采集工具		套	10	
17	咽拭子及其密封容器	不同规格	只	200	符合感染性样本生物安全要求
18	血、尿、便样本采集容器		只	600	符合感染性样本生物安全要求
19	组织样本采集容器	不同规格	只	200	符合感染性样本生物安全要求
20	骨髓采样包		套	2	符合感染性样本生物安全要求
21	微生物采样箱		套	2	
（三）病媒生物					
22	粘蝇条（带）、粘蟑盒（纸）、粘鼠板		张	各200	
23	诱（捕）蝇器（笼）		套	10	
24	鼠夹、鼠笼（盒）		个	各10	
25	诱蚊灯（器）		套	3	
26	捕虫网		个	3	
27	电动吸蚊器		个	3	
28	标本盒		个	3	
29	诱蚊诱卵器		套	20	
30	媒介生物采样箱		套	2	
（四）样本运输包装材料					
31	运输箱	A类	套	7	符合感染性样本运输包装要求

续表

序号	品名	规格	单位	数量	备注
32	运输箱	B 类	套	7	符合感染性样本运输包装要求
33	辅助包装材料	A 类	个	14	符合感染性样本运输包装要求
34	辅助包装材料	B 类	个	28	符合感染性样本运输包装要求
35	液氮罐	10L	个	2	符合感染性样本运输包装要求
三、现场快速鉴定、检测装备和试剂					
（一）装备					
36	病原微生物检测车		辆	1	配备相应检测设备，见编制说明
37	移动式生物安全三级实验室		辆	1	国家 CDC 已装备
（二）试剂					
38	SARS 抗原快速金标试纸		人份	100	
39	SARS 抗体（IgM、IgG）		人份	100	IFA
40	SARS 抗原（N 抗原）		人份	100	
41	禽流感抗体中和试验试剂		人份	100	
42	流感抗原		人份	100	EIA
43	呼吸道多病原抗体（肺炎诊断）		人份	100	IFA、ELISA
44	军团菌抗原快速检测试剂		人份	100	
45	霍乱制动血清		人份	100	
46	霍乱金标试纸		人份	100	
47	O157 金标试纸		人份	100	
48	炭疽(ELISA、PCR)		人份	100	
49	出血热 IgG		人份	100	
50	伤寒副伤寒诊断试剂		人份	200	肥达反应、外斐反应各 100 份
四、现场消杀灭装备					
51	洗消架		个	2	
52	手动消毒器		台	2	

续表

序号	品名	规格	单位	数量	备注
53	超低容量喷雾器		台	3	
54	电动/燃油喷雾器		台	3	
55	热雾机或冷雾机		台	2	
56	喷粉器		台	2	
57	防疫车		辆	1	配备相应的设备

三、国家级突发中毒事件卫生应急处置队装备目录

见表 7-7。

表 7-7 中毒防控装备目录

序号	品名	规格	单位	数量	备注
一、个体防护装备					
（一）呼吸防护					
1	常见气体报警器		套	15	氧气、氨气、氯气、硫化氢、一氧化碳种类，量程满足各类气体的 IDHL 值，配有不充电电池
2	呼吸防护器	半面型	套	30	配相应的滤毒盒/罐、滤棉
3		全面型	套	30	配相应的滤毒盒/罐、滤棉
4	动力送风呼吸防护器		套	2	配相应的滤毒盒/罐
5	携气式呼吸防护器		套	8	
6	备用气罐		个	8	
7	充气泵		台	2	
（二）防护服					
8	A 级防护服	大中小	套	5	
9	B 级防护服	大中小	套	5	
10	C 级防化服	大中小	套	250	
（三）眼防护					
11	防护眼镜/眼罩/护目镜		副	30	
（四）手防护					
12	复合膜防护手套（不同规格）		副	30	
13	防切割手套		副	50	
14	乳胶手套		副	200	

续表

序号	品名	规格	单位	数量	备注
（五）足防护					
15	各种防护鞋/防护靴		双	15	
16	防护鞋套		双	30	
二、现场样本采集、保存装备					
（一）环境样本					
17	气体采样泵(罐)、收集装置		套	20	
18	土壤收集瓶、收集袋		个	100	
19	水收集试管、瓶	各种规格	个	100	
20	残留物收集容器		个	200	
（二）生物样本					
21	呕吐物样本采样袋		个	200	
22	血、尿、便样本采集试管、瓶、袋		个	600	各200个
23	组织样本容器		个	200	
24	动物样本采集袋		个	100	
25	植物样本采集盒		个	100	
（三）样本保存、运输装备					
26	样本保存箱		个	8	
27	普通冰箱	40L	台	1	
三、现场快速鉴定、检测装备					
28	中毒鉴定检测车		辆	1	配备相应设备
29	气体检测仪		套	3	包括氧气、一氧化碳、二氧化碳、硫化氢、氯气、磷化氢、氨气、氰化物、光气、氮氧化物等多种气体的检测器，单通道或多通道，量程大于各类气体的IDHL值
30	化学法毒物快速检测箱		套	5	常见毒物、药物、战剂的化学法或简单仪器分析
31	检气管		套	3	包括多种物质的检气管，量程大于各类物质的IDHL值
32	气相色谱/质谱仪	便携/车载式	套	1	

续表

序号	品名	规格	单位	数量	备注
33	红外检测仪		套	1	
四、其他装备					
（一）毒物查询系统					
34	电子毒物查询系统		台	1	含 Tomes plus、化救通、MSDS 库等软件；笔记本电脑
（二）洗消及环境处理装备					
35	便携式冲洗器		台	2	
36	泄漏物控制材料				
（三）清除毒物装备					
37	洗眼器	便携	套	2	
38	重伤员皮肤洗消装置		台	1	

四、国家级核与辐射卫生应急救援队装备目录

见表 7-8。

表 7-8 核辐射处置装备目录

序号	品名	规格	单位	数量	备注
一、辐射应急检测装备					
1	场所辐射监测仪		台	1	
2	多用途 γ/β 巡测仪		台	1	
3	β/γ 表面污染监测仪		台	1	
4	α/β 表面污染监测仪		台	1	
5	中子当量仪		台	1	
6	野外 γ 谱仪		台	1	
7	MDS 放射性搜源系统		台	1	
8	Detective 便携式高纯锗核素甄别仪		台	1	
9	数据收集系统		套	2	
10	放射剂量估算软件		套	1	
11	核辐射应急综合检测车		套	1	
12	自动血细胞计数器		台	1	
13	激光共焦显微镜		台	1	
14	染色体优化自动制备仪		台	1	

续表

序号	品名	规格	单位	数量	备注
15	核酸测序仪		套	1	
16	核酸分析仪		台	1	
17	蛋白质二维电泳仪(配有扫描仪、软件)		套	1	
18	MALDI-TOF/TOF 质谱仪		套	1	
19	生物芯片扫描仪		台	1	
二、个人防护装备					
20	直读式剂量计		只	10	
21	累积剂量计		只	10	
22	A 级防护服		套	10	
23	B 级防护服		套	20	
24	C 级防护服		套	100	
25	D 级防护服		套	100	
26	半面型呼吸防护器		套	20	
27	全面型呼吸防护器		套	20	
28	动力送风呼吸防护器		套	20	
29	携气式呼吸防护器		套	20	
30	防护靴		双	30	
31	棉手套		双	60	
32	塑料手套		双	200	
33	橡胶手套		双	60	
三、辐射应急药品箱					
34	雌三醇针剂	10mg/支	支	10	
35	尼尔雌醇	5mg/片	片	60	
36	碘化钾	100mg/片	片	10	
37	普鲁士蓝	330mg/粒	粒	90	
38	褐藻酸钠	12g/袋	袋	10	
39	DTPA-CaNa$_3$	500mg/支	支	20	
40	DTPA-ZnNa$_3$	500mg/支	支	20	
41	酰丙胺膦	500mg/支	支	20	
42	二巯基丁二酸钠	1g/支	支	20	
43	磷酸铝凝胶	20g/袋	袋	50	
四、现场去污箱					
44	5%的氢氧化钠溶液	200ml/瓶	瓶	1	

续表

序号	品名	规格	单位	数量	备注
45	5% $NaHSO_3$ 溶液	200ml/瓶	瓶	1	
46	0.1mol/L H_2SO_4 溶液	200ml/瓶	瓶	1	
47	饱和高锰酸钾溶液	200ml/瓶	瓶	1	
48	0.1mol/L HCl 溶液	200ml/瓶	瓶	1	
49	碘伏	200ml/瓶	瓶	1	
50	无菌蒸馏水	200ml/瓶	瓶	2	
51	无菌洗眼液	200ml/瓶	瓶	1	
52	无菌棉签		包	10	
53	鼻拭子		盒	1	
54	遮蔽胶带		卷	5	
55	标记笔		支	4	
56	软毛刷子		只	10	
57	石蜡砂布敷料		包	2	
58	拖把		把	2	
59	指甲刷		只	20	
60	鼻腔导液管		个	10	
61	头发剪子		个	5	
62	电动剃须刀		把	5	
63	去污皂		块	5	
64	刷子		把	5	
65	洗涤灵	250ml/瓶	瓶	1	
五、生物样品采集装备					
66	一次性注射器	2ml 5ml 10ml 20ml	盒	各1	
67	止血带		条	20	
68	碘伏	500ml/瓶	瓶	2	
69	试管架		只	6	
70	酒精灯		只	2	
71	无菌肝素抗凝真空试管	10ml/支	支	200	
72	抗凝真空试管	10ml/支	支	200	
73	不抗凝真空试管	10ml/支	支	200	

第七章　国家各类紧急医学救援队装备目录

续表

序号	品名	规格	单位	数量	备注
74	可收集 24h 尿的容器		只	200	
75	可收集 24h 粪便的容器		只	200	
76	鼻拭子		只	200	
77	收集唾液、痰液、呕吐物和其他体液或分泌物的容器		只	100	
78	收集指甲、毛发、衣物、口罩、饰品等的容器		只	100	
79	空塑料容器		只	100	
80	剪刀、指甲刀		只	各 10	
81	塑料绳		卷	2	
82	透明胶带		卷	6	
83	标记笔		支	6	
84	不干胶标签		盒	20	
六、其他装备					
85	塑料布		张	20	
86	床单和毯子		张	各 20	
87	不同规格的塑料袋		kg	2	
88	不同规格的塑料绳		卷	5	
89	事故照射资料收集记录表		本	10	
90	医学资料收集记录表		本	10	
91	伤情及处理登记表		本	10	
92	生物样品采样和检查指标登记表		本	10	
93	体表放射性污染及去污记录单		本	10	
94	帘子		个	10	
95	废物袋		kg	3	
96	装运箱		只	适量	
97	辐射警示标志	普通和荧光	个	50	
98	分区标识（普通和荧光的）	红	米	4000	
99	分区标识（普通和荧光的）	黄	米	4000	
100	辅助资料（包括操作手册，程序文件，患者运输报告表格，应急组织、机构和人员联系目录等）		套	3	

参考文献

孙景工，王运斗. 2016. 应急医学救援装备学. 北京：人民军医出版社.

王运斗. 2019. 灾害医学救援装备导论. 北京：科学出版社.

高树田，王兴永，张晓峰，等. 2018. 紧急医学救援装备需求与发展战略研究. 中国急救复苏与灾害医学杂志, 13（12）：1219-1222.

李宗浩. 2013. 紧急医学救援. 北京：人民卫生出版社.

王一镗，刘中民. 2013. 灾难医学理论与实践. 北京：人民卫生出版社.

傅征. 2004. 军队卫生装备学. 北京：人民军医出版社.

石梅生，张慧，陈平，等. 2007. 几种数字化 X 线成像技术及其性能探讨. 中国医学装备, 4（3）：24-26.

王政，石梅生，张慧，等. 2007. 野战 X 线影像系统数字化技术方案研究. 中国医学装备, 4（10）：17-19.

吴太虎，姚进平，刘光中. 2010. 野战快速检验系统（A 型）的研制. 医疗卫生装备, 31（1）：22-25.

傅占江. 2011. 野战检验医学装备现状及发展思路. 医疗卫生装备, 32（2）：15-18.